AF475929

LES CHIRURGIENS

DE

L'HOTEL-DIEU DE PARIS

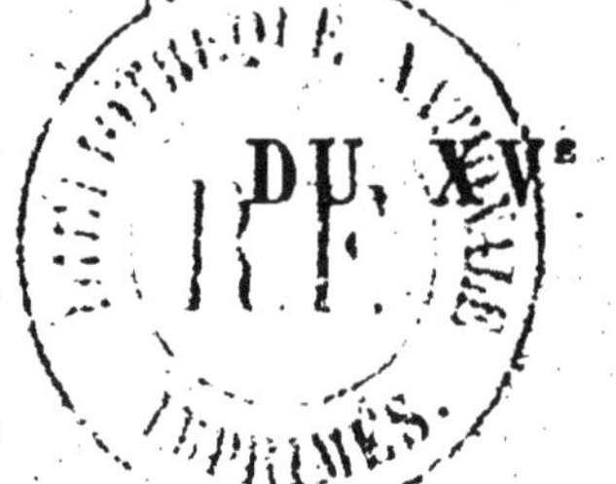

DU XVe AU XIXe SIÈCLE

PAR

LE Dr A. CORLIEU

Bibliothécaire honoraire de la Faculté de médecine.

EXTRAIT DE LA *GAZETTE DES HOPITAUX*
des 15, 29 janvier et 2 février 1901

PARIS

IMPRIMERIE F. LEVÉ

17, RUE CASSETTE, 17

—

1901

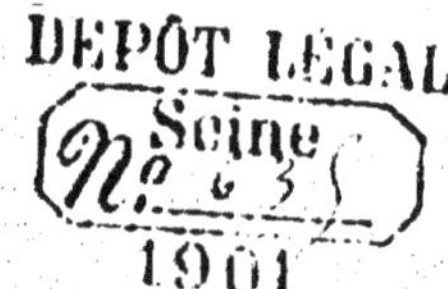

LES CHIRURGIENS

DE

L'HOTEL-DIEU DE PARIS

DU XVE AU XIXE SIÈCLE

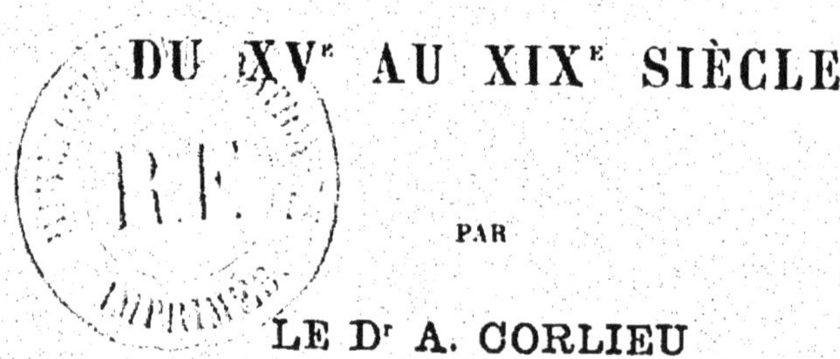

PAR

LE Dr A. CORLIEU

Bibliothécaire honoraire de la Faculté de médecine.

EXTRAIT DE LA *GAZETTE DES HOPITAUX*
des 15, 29 janvier et 2 février 1901

PARIS

IMPRIMERIE F. LEVÉ

17, RUE CASSETTE, 17

1901

LES CHIRURGIENS

DE

L'HOTEL-DIEU DE PARIS

DU XVe AU XIXe SIÈCLE

Aussi loin qu'on puisse remonter dans l'histoire de l'Hôtel-Dieu de Paris, on ne trouve des indications précises sur les chirurgiens qu'à partir du xve siècle. J'ai publié en 1898, dans la *France médicale* (1), un mémoire sur les médecins de l'Hôtel-Dieu. J'ai cru devoir compléter ce travail pour les chirurgiens, dont j'ai pu suivre la filière chronologique depuis 1446 jusqu'en 1800. Elle est connue depuis cette époque jusqu'à nos jours. L'histoire de la lithotomie à l'Hôtel-Dieu pourrait tenir une place importante dans ce mémoire : mais elle sera l'objet d'un travail spécial.

Jusqu'au commencement du xixe siècle, il n'y eut qu'un seul chirurgien à l'Hôtel-Dieu : aujourd'hui on en compte trois qui sont :

Le professeur Duplay, pour la chirurgie clinique;

Le professeur Panas, pour la clinique ophtalmologique;

Le docteur Just Lucas-Championnière, pour la chirurgie.

Duplay est secondé par un chef de clinique, un chef de clinique-adjoint, 4 internes, 9 externes titulaires et un certain nombre de stagiaires et de bénévoles.

Panas a également 2 chefs de clinique, 3 internes, 6 internes, et des stagiaires.

Lucas-Championnière est secondé par 2 internes, 6 externes et des stagiaires.

(1) N°s 23, 28, 30, 31, 32, 33, 42.

Il y a actuellement à l'Hôtel-Dieu 821 lits, sans compter les brancards. Sur ce nombre, 137 sont réservés pour la chirurgie en général, 55 pour les maladies des yeux.

Dans les siècles passés, on a souvent compté plus de 2000 malades à la fois. On sait qu'on en couchait plusieurs dans le même lit (1). Pendant dix ans, de 1737 à 1747 inclusivement, il est entré à l'Hôtel-Dieu 231487 malades ; il en est mort 56307 (2), soit 5630 décès par an. Actuellement la mortalité générale est à peu près d'un dixième.

J'ai pu, tant dans les archives de l'Assistance publique que dans les manuscrits de la Bibliothèque nationale, relever les noms des 32 chirurgiens qui se sont succédé à l'Hôtel-Dieu de 1446 à 1800, c'est-à-dire pendant 354 ans. De tous ces chirurgiens, il en est peu qui aient laissé un nom digne d'être conservé dans les annales de la chirurgie française.

Jusqu'au commencement du XIXe siècle, le service chirurgical de l'Hôtel-Dieu était fait par un chirurgien en chef, appelé aussi chirurgien-major. Il était secondé par un *gagnant-maîtrise* (3), sorte de chef de clinique, par dix ou douze compagnons chirurgiens, qu'on pouvait assimiler aux externes d'aujourd'hui, par des commissionnaires, dont le nombre a varié de 12 à 120 — il fut réduit à 74 en 1726 — et par un nombre illimité d'externes.

A la tête des étudiants était le *gagnant-maîtrise* : c'était un titre envié, qui donnait droit à beaucoup de privilèges. Ce titre apparaît pour la première fois en 1585 et le premier titulaire fut Jehan Millot, que nous verrons plus tard chirurgien de l'Hôtel-Dieu. Le gagnant-maîtrise restait en fonction pendant six ans : il avait ainsi le temps de se former à la pratique ; il était dispensé de fournir un diplôme de maître ès arts, sorte de baccalauréat ès-lettres, de la soutenance d'une thèse de chirurgie et du chef-d'œuvre. Le chef-d'œuvre consistait en préparation anatomique ou épreuve chirurgicale faite en présence du doyen de la Faculté de médecine, de deux docteurs-adjoints et des maîtres-

(1) Un décret de la Convention nationale, en date du 25 brumaire an II (15 nov. 1793), interdit le placement de plusieurs malades dans le même lit.

(2) Biblioth. nat., Mss. 1214, f° 87.

(3) CORLIEU. *L'Enseignement au Collège de chirurgie*, 1890, in-8°, p. 42.

chirurgiens. C'était une épreuve pratique. Entre autres avantages matériels, le gagnant-maîtrise était logé, chauffé, éclairé et nourri. Le gagnant-maitrise était choisi parmi les compagnons par rang d'ancienneté.

Au-dessous du gagnant maitrise étaient les *compagnons* ou garçons chirurgiens, pris parmi les commissionnaires, après examen subi devant un médecin de l'Hôtel-Dieu, le chirurgien major et le gagnant maitrise.

Les compagnons avaient leurs fonctions bien déterminées. Le plus ancien était chargé de la réception des malades et il était changé tous les mois. Un autre était pour la salle des opérations, un pour la salle des fractures, un pour l'infirmerie, etc., etc. Ils étaient reconnaissables en ce qu'ils portaient le tablier blanc. Deux compagnons étaient de garde chaque jour pendant une semaine, pour les visites d'admission des malades.

Mais les compagnons chirurgiens n'étaient pas toujours très exacts à la visite d'admission. On leur reprocha de n'être pas toujours très réservés avec leurs malades du sexe féminin. Le 12 juillet 1675, on porta plainte contre eux. On se plaignit qu'à la visite « il s'y commettoit beaucoup d'actions indécentes et que la pudeur empêche de dire, et qui détournent quelquefois les malades de venir, qu'il seroit plus à propos que ce fussent des femmes qui les visitassent, et en cas de doute appelleroient le chirurgien, à quoy a esté fait réponse que cet usage a esté de tout temps, que pour prévenir ces inconvénients, on a estably une femme qui est toujours présente à la visite » (1).

Nos internes d'aujourd'hui protesteraient sans doute contre de semblables mœurs et une telle défiance.

Pour remédier à ces plaintes, le bureau avait décidé, le 18 février 1661, d'adjoindre au visiteur « une femme honneste, d'âge de cinquante ans ou environ, qui soit toujours présente et qui n'ait dans l'Hôtel-Dieu d'autre fonction que celle-là » (2).

Le rôle des compagnons était assez borné : il leur était interdit de faire des opérations sans en avoir référé au maître chirurgien. Le 4 septembre 1665, ils demandèrent à être

(1) Brièle. *Collection de documents pour servir à l'histoire des hôpitaux de Paris*, t. I, p. 203.
(2) Brièle. *Ibid.*, p. 149.

autorisés à ouvrir les abcès, en présence du gagnant maîtrise, ce qui leur fut accordé.

Au-dessous du compagnon étaient les *commissionnés* ou *commissionnaires*. L'étudiant devait subir un examen devant les médecins de l'Hôtel-Dieu, le maître chirurgien et le gagnant maîtrise (1). Primitivement on passait du rang d'externe à celui de commissionné sans examen, par rang d'ancienneté; mais le 31 mai 1769, le bureau établit l'obligation de l'examen. Ils étaient nourris.

Les commissionnés portaient comme signe distinctif un tablier blanc renoué avec un ruban rouge.

Enfin au-dessous des commissionnés venaient les *externes*, qui n'avaient droit ni au logement ni à la nourriture. Pour être externe, il fallait présenter au Bureau de l'Hôtel-Dieu un mémoire contenant le nom et les prénoms du candidat, l'indication de son pays, de son âge (dix-huit ans accomplis), l'extrait de baptême et un certificat de bonnes vie et mœurs délivré par le curé de la paroisse. Il fallait en outre subir un examen en présence de deux ou trois administrateurs de l'Hôtel-Dieu, du chirurgien-major et du gagnant maîtrise. Ils portaient comme signe distinctif un tablier noir.

Le 14 mai 1749 parut un règlement sur le service chirurgical de l'Hôtel-Dieu.

« Ne seront reçus aucuns malades dans les salles de l'Hostel-Dieu qu'ils n'aient été préalablement visités et trouvés de la qualité requise pour cette maison, sçavoir les hommes par l'un des douze compagnons chirurgiens de l'Hostel-Dieu, et les femmes et filles par la visiteuse préposée à cet effet.

Le compagnon chirurgien qui sera de service à la chambre de visite, et la visiteuse ne pourront pour quelque cause et sous quelque prétexte que ce puisse être sortir hors de l'Hostel-Dieu, ni s'éloigner de la chambre de visite, si ce n'est pour aller au réfectoire ou la nuit pour se coucher, et à l'égard du compagnon pour aller aux pansements, et dans l'un ou l'autre des trois dits cas, s'il survient des malades à visiter, et le compagnon et la visiteuse, chacun en ce qui les concerne,, seront tenus aussitost qu'ils seront avertis, de venir sans délai faire la visite desdits malades.

Ni le compagnon, ni la visiteuse ne pourront se faire remplacer par d'autres personnes de dehors, ni le compa-

(1) Brièle. *Ibid.*, t. II, p. 78.

gnon par des chirurgiens externes de l'Hostel-Dieu ou autres.

Les compagnons et la visiteuse auront attention lors de la visite de n'admettre que les personnes attaquées de maladies que l'on peut espérer de guérir, de renvoyer tous ceux dont les maux se trouvent incurables ou qui auront des maux vénériens.

Lorsqu'ils douteront si la maladie est incurable ou vénérienne, ils auront recours au chirurgien major et n'admettront le malade qu'après l'avoir consulté et en conséquence de son avis.

Les six compagnons chirurgiens de l'Hostel-Dieu qui doivent être de service dans la chambre de garde s'arrangeront entre eux de manière que le jour et la nuit, en tout temps et à toute heure, on puisse en trouver qui soient prêts au premier avertissement à porter les secours nécessaires aux malades dans les différentes salles.

Ces six compagnons ne pourront ni découcher hors la chambre de garde, ni se faire remplacer par les chirurgiens externes de l'Hostel-Dieu, ni par aucun autre, ni faire coucher dans cette chambre aucun domestique.

Aucun des compagnons chirurgiens de l'Hostel-Dieu ne pourra pour quelque raison que ce soit coucher hors de l'Hostel-Dieu... (1). »

Le chirurgien de garde était logé, chauffé, éclairé et nourri et il était alloué 400 livres pour ce service (1777).

Le 14 juillet 1655 parut le règlement suivant pour les compagnons chirurgiens :

« *Ordre et devoirs des compagnons chirurgiens de l'Hostel-Dieu de Paris :*

I. A cinq heures précises sortiront de chez leur maître et à cinq heures et demie commenceront à panser les blessés, que le maître chirurgien leur aura donnés et mis en main.

II. Ils auront leurs appareils prêts du jour de devant, lesquels ils feront eux-mêmes, et ne les laisseront faire par autres, soit pensionnaires ou externes, et seront faits dans la chirurgie et non ailleurs.

III. Qu'ils panseront leurs blessés eux-mêmes, avec un soin très particulier, grande charité, douceur et affection, et n'en omettront aucuns de ceux qui leur sont donnés à panser, et ne s'absenteront auxdites heures auxquelles ils

(1) Biblioth. nat., Mss. *Collect. Joly de Fleury*, t. 1214, f° 73.

doivent panser les malades des salles, auxquelles ils sont commis pour travailler, sous couleur que les pensionnaires ou externes suppléeroient à leurs défauts.

IV. Après avoir pansé leurs blessés, reporteront tous leurs appareils dans la chirurgie, comme aussi les réchauds, après qu'ils auront jeté le feu dans les cheminées des offices, et ne laisseront rien traîner dans les salles.

V. Qu'il arrive, comme il est assez fréquent, que les sieurs Petit, maître-chirurgien, ou Angot, fassent quelques opérations, dissections ou ouvertures de corps, comme ils le doivent faire alternativement, lors les compagnons, après avoir pansé leurs malades et blessés, s'y pourront trouver, pour voir, entendre et apprendre les enseignements qui leur seront donnés par lesdits sieurs Petit et Angot, pour connaître d'où peuvent provenir les causes du mal duquel il s'agira.

VI. Après, ceux qui seront de garde, ou qui auront soin de tenir les lieux de la chirurgie nettement, pourront aller étudier, et ne laisseront rien traîner en icelle, enfermeront les médicaments, onguents et autres drogues dans leurs armoires, sous la clef, pour empescher que la poussière et ordure ne s'amassent sur lesdits médicaments.

VII. A onze heures, lorsque la cloche sonnera, se rendront tous au réfectoire pour dîner.

VIII. Après dîner, iront faire la saignée du bras, pieds, ventouses et autres ordonnances du médecin et maistre chirurgien, qu'ils observeront ponctuellement, et obéiront aux ordres dudit maistre chirurgien, auquel ils porteront l'honneur et le respect qu'ils doivent à un maistre.

IX. A deux heures précisément commenceront à panser les malades, jusqu'à quatre heures et demie, avec le mesme soin et ordre ci-devant prescrit.

X. Après ces choses faites, iront en la chirurgie faire leurs appareils pour le lendemain matin, et n'y aura autres personnes dans ladite chirurgie que lesdits compagnons, à ce que ce soient eux-mêmes qui préparent leurs dits médicaments et emplastres, et qu'étant faits, ils les resserrent dans l'armoire proprement.

XI. Qu'ils feront et prépareront les cataplasmes eux-mêmes et ne les laisseront faire par les malades ni par autres.

XII. Que les bassins dans lesquels sont lesdits cataplasmes ne traîneront par les salles, ainsi seront portés et serrés dans la chirurgie, et chacun compagnon les nettoiera à son tour.

XIII. Qu'après, ceux qui seront de garde pour les malades iront à leur garde de semaine.

XIV. A six heures, lorsque la cloche sonnera, se rendront pareillement tous au réfectoire pour souper.

XV. A l'issue du souper, chacun ira dans son office, pour faire les saignées et autres remèdes ordonnés par les médecins e' chirurgien, et quand il n'y en aurait point, ils ne laisseront d'aller voir en quel état sont leurs blessés et panser ceux qui auront été ordonnés du maistre trois et quatre fois, s'en trouvant de cette nature et qualité.

XVI. Que les pensionnaires ni externes ne toucheront ni ne panseront aucuns malades, si ce n'est par l'ordre du maistre chirurgien.

XVII. Que défenses sont faites à tous compagnons de transporter aucuns onguents hors de la chirurgie, d'en laisser sur les tablettes des lits des malades, et de leur en laisser pour en faire des emplastres.

XVIII. A huit heures précises se trouveront chez leur maistre, depuis la Saint-Remy jusques à Pasques, et depuis Pasques à la Saint-Remy à neuf heures.

XIX. Ne sera reçu de compagnon chirurgien qu'il n'ait été examiné exactement par les médecins et chirurgien, et qu'ils n'aient l'âge de dix-huit à vingt ans.

XX. Ne pourront lesdits compagnons chirurgiens demeurer plus de quatre ans dans ladite maison, à s'employer continuellement au service des malades et blessés, selon qu'il est ordonné ci-dessus.

XXI. Ne pourront avoir aucune pratique en ville, pour quelque prétexte que ce soit, mais si cela est su, seront congédiés.

XXII. Leur sera demandé, lors de leur réception, s'ils se peuvent entretenir les quatre années durant, afin qu'ils puissent servir actuellement les pauvres et qu'ils ne puissent prétendre aucune récompense d'eux.

XXIII. Il leur est enjoint de garder la paix, et en cas qu'il leur arrivast quelque différend, ils auront recours au maistre chirurgien pour les accorder (1). »

Le chirurgien major de l'H[illegible]-Dieu était nommé par le

(1) Brièle. *Ibid.*, t. I, p. 106.

bureau et pris parmi les anciens gagnant-maîtrise. La durée de ses fonctions varia. On en vit qui ne restèrent qu'un an ou deux en fonctions; d'autres y restèrent à vie.

Les honoraires varièrent selon les temps. Outre le logement et la nourriture, les chirurgiens majors touchèrent, en 1539, 30 livres tournois par an; en 1562, 180 livres tournois; en 1606, 200 livres; et enfin, 2000 livres en 1700. Aujourd'hui, les honoraires des trois chirurgiens sont de 1 200 fr. chacun. Les deux professeurs de clinique touchent, en outre, à la Faculté, leur traitement de professeurs.

De 1446 à 1539, les chirurgiens majors furent :

1446. Pierre MALAISIE ou MALAISE.
1482. THOMAS.
1517. Robert CHARLOT.
1525. Jacques PETIT.
1526. Vincent COINCTEREL
BUREAU.
1539. Georges BARBAS.

« Du XXVIIe jour de may 1539 fut retenu pour servir de cirurgien à l'Hostel-Dieu, au lieu de maistre Bureau et faire touttes autres choses nécessaires, comme son prédécesseur, Georges BARBAS, aux gaiges de XXX livres par chascun an (1). » Il est mort le 21 février 1540.

LENORMAND, Jacques ou Jasot, fut nommé le 26 février 1540, en remplacement de Barbas, aux mêmes appointements.

DEMAY ou DESMAY, Jehan, maître ès arts, fut nommé le 9 mars 1541.

DUMAS, Antoine, en 1550.

BAUDOIN, Antoine, en 1551.

HUBERT, Richard, en 1553. Il resta six ans en fonctions; il est mort le 7 septembre 1581.

ROGER, Cosme, de 1559 à 1562. En 1561, il y avait une épidémie que l'on qualifia de peste, et on retint à l'Hôtel-Dieu deux compagnons qui eurent « pitance et portion telle et semblable que les autres serviteurs domestiques d'icelluy Hostel-Dieu, à la charge qu'ilz ne sortiront aucunement hors dudit Hostel-Dieu ».

HAMELIN, Vincent, fut nommé le 30 octobre 1562, aux appointements de 180 livres tournois. Sa nomination est

(1) Documents de l'Assistance publique.

ainsi conçue : « Du pénultième jour d'octobre, aprez le bon rapport fait sur la personne de maistre Vincent Hamelin, chirurgien, par Monsieur Alain, médecin dudit Hostel-Dieu, a esté commis en l'estat de chirurgien dudit Hostel-Dieu, moiennant IX^xx livres tournois de gaiges. »

Delaistre, Balthazar, a été nommé chirurgien major le 17 septembre 1568, aux appointements de 180 livres tournois. Le 21 mai 1572, on informa Delaistre que lui et ses serviteurs recevraient une miche bise et une chopine de vin le matin, avec un pied de mouton pour le chirurgien, et, quand il aurait à faire des pansements, une autre chopine et une miche bise le soir. Le petit pain et le verre de vin ont été en pratique pendant bien longtemps, et Dupuytren lui-même, au XIXe siècle, les prenaient régulièrement après sa visite.

Ymbault, Augustin, lui succéda et fut remplacé, en 1586, par Lecouturier, Claude. Celui-ci avait demandé au Bureau une augmentation de traitement qui ne lui fut pas accordée « attendu que l'Hostel-Dieu lui louait 45 livres par an une maison qui en vaut 200 livres, et qu'il est nourri et ses serviteurs ». Il est mort le 6 octobre 1643.

Hamelin, Vincent, fils, succède le 12 janvier 1594 à Lecouturier et fut remplacé le 30 décembre 1598, par Guérin, Laurent, auquel « a esté ordonné faire son debvoir, luy et ses serviteurs, de panser et médicamenter iceulx pauvres bien et deuement et soingneusement, tant de jour que de nuit, sans y faire aulcune faulte, et de se mectre et loger dedans la maison affectée aux chirurgiens dudict Hostel-Dieu et ce aux gaiges et pension que avoit ledit Hamelin ». Il est mort le 28 novembre 1638.

Corbilly, Pierre, de Meaux, succéda à Laurent Guérin, qui demanda à se retirer le 19 mars 1603, mais qui fit son service jusqu'au 24 juin. Corbilly est mort le 18 mars 1630, et eut pour successeur Jean Bonnet.

Bonnet, Jean, de Paris, jouissait d'une excellente réputation, si l'on en croit Devaux qui le qualifie ainsi : *Domus Dei chirurgus præcipuus, in omnibus chirurgicis operationibus apprime versatus* (1). Il entra en fonctions le 26 juillet 1606 et y resta dix-neuf ans. Lorsqu'il se retira, la place fut mise au concours (4 juin 1625). A ce concours prirent part six concurrents. Le concours se termina par la nomination de

(1) Devaux. *Index funereus*, p. 558.

Jean Millot, que nous avons vu gagnant-maîtrise en 1585. La nomination eut lieu le 18 juin aux conditions suivantes : pendant six ans il pansera les malades de l'Hôtel-Dieu, de quelque maladie que ce soit, même de la contagion, aux mêmes conditions que Bonnet, savoir logement, nourriture pour lui et ses garçons, qui étaient au nombre de cinq, le tout moyennant 200 livres par an.

C'est la première fois qu'il est question de concours.

Millot paraît être resté plus de six ans en fonctions, car il s'est retiré en 1642, et il est mort le 7 octobre 1651.

Haran, Jacques (de Paris), succéda à Millot en 1642, à la suite d'un concours qui se termina le 21 février, entre lui et Guyart. Devaux le qualifie ainsi : *Domûs Dei lithotomus dexterrimus* (1). En 1643 il fut autorisé à pratiquer la taille à l'Hôtel-Dieu; mais, il négligeait son service. De plus, il n'avait pas de bons rapports avec son collègue Gouin, comme lui lithotomiste à l'Hôtel-Dieu. Il offrit de faire plus exactement son service si l'on voulait envoyer les malades affectés de la pierre dans une maison particulière qui porterait la qualification de *Hôpital pour les malades taillés de l'Hôtel-Dieu.* Le bureau décida de remercier Haran des services qu'il avait rendus. Il est mort le 27 février 1674.

Gouin, Pierre-Gaspard (ou Gonin), fils d'un chirurgien de Paris, fut nommé sans concours, mais après examen, le 20 mars 1648. Il fit le serment « de se rendre fort soigneux au pansement des malades, veiller incessamment sur les garçons qui sont sous lui, à ce que chacun fasse son devoir, qu'il visitera, soignera et pansera les pauvres malades, à tous sujets, occasions et sortes de maladies qui se présenteront, fidèlement et diligemment, sans se divertir en aucune affaire, comptera ou fera compter chaque jour les malades, fera trouver ses gens prêts à l'arrivée des médecins, pour écrire sous eux les saignées, que lesdites saignées se feront avec les chandelles allumées, ayant la palette en main, qui leur seront fournies; les onguents, linges et emplâtres seront ménagés et de ne les laisser manier aux malades, ni les jeter en la place; ne sera fait aucune dissection, ni coupure de membres ou ouverture de corps, sans conseil des médecins : seront les malades traités le plus doucement que faire se pourra, et les religieuses res-

(1) Devaux. Ouvr. cité, p. 561.

pectées; ladite Compagnie promet loger ledit Gouin pendant six années en la maison dudit Haran, à commencer du premier jour d'avril prochain qu'il doit entrer au service des pauvres, jusques à pareil jour que les six ans finiront, le nourrir et huit garçons de la portion accoutumée, et outre lui donner la somme de 200 livres par chacun an, et à la fin de ces six années ladite Compagnie promet de faire recevoir ledit Gouin chirurgien de longue robe (1), avec l'enseigne de Saint Cosme et Saint-Damien et boîtes, ou maistre-barbier chirurgien, à tenir boutique ouverte en la manière des autres, sans que auparavant ce temps de six ans, il puisse prendre ladite qualité, ni se faire recevoir en ladite maîtrise, à quoi ledit Gouin se seroit accordé et juré (2). »

Gouin fut spécialement chargé de l'opération de la taille. Il se retira après les six années accomplies, c'est-à-dire le 31 mars 1654, et il est mort le 25 juillet 1661, *Nosocomii Parisiensis chirurgus præcipuus in omni operationum genere versatissimus* (3).

Petit, Jacques (de Pierrefitte), fut nommé chirurgien de l'Hôtel-Dieu le 13 février 1654. Il était entré tout jeune comme externe à l'Hôtel-Dieu et il y resta en fonctions jusqu'en 1700. Petit n'était pas, dit-on, d'humeur facile, et négligea de faire des leçons aux élèves chirurgiens. Il fit quelques opérations de taille à l'Hôtel-Dieu, ce qui lui attira des désagréments, par suite des réclamations du lithotomiste de l'Hôtel-Dieu, Collot. Malgré les reproches qu'on lui adressa, Jacques Petit donna un bel exemple du mépris des richesses, car il préférait donner ses soins aux pauvres malades, plutôt qu'aux grands personnages, *ventosæ gloriæ incuriosus*. On lui conserva son traitement et son logement à l'Hôtel-Dieu, où il mourut le 22 août 1708, âgé de quatre-vingt-dix-sept ans, et il fut enterré sur sa demande dans la chapelle de l'Hôtel-Dieu. Que sont devenus ses ossements?

Son portrait est conservé dans la galerie des tableaux de la Faculté de médecine.

Méry, Jean, succéda à Jacques Petit le 9 janvier 1700. Deux

(1) Corlieu. *L'ancienne Faculté de médecine*, 1877, chap. viii, p. 170 et suiv.

(2) Briéle. Ouvr. cité, t. I, p. 90.

(3) Devaux. Ouvr. cité, p. 561.

chirurgiens s'étaient présentés pour obtenir la succession, de Petit, savoir : Méry, chirurgien à Paris, professeur en anatomie, et Antoine, maître chirurgien à Méry-sur-Seine. Méry fut préféré. Né le 6 janvier 1645 à Vatan dans le Berri (aujourd'hui département de l'Indre) où son père était maître chirurgien, il avait été nommé en 1681 chirurgien de la reine; en 1683, chirurgien des Invalides; en 1684, membre de l'Académie des sciences. Il refusait de voir des malades en ville, disant que le service de l'Hôtel-Dieu et l'Académie des sciences remplissaient toute son ambition. Il ne voulait point d'augmentation de fortune, dit un de ses biographes, ce qui lui eût coûté un temps destiné à de nouveaux progrès dans la chirurgie.

Je ne sais si nos chirurgiens d'aujourd'hui partagent cette opinion.

Son traitement comme chirurgien de l'Hôtel-Dieu fut porté à 2000 livres « pour toutes choses ».

Son portrait est à l'Hôtel-Dieu.

Méry est mort le 3 novembre 1722, à l'âge de soixante-dix-sept ans.

Thibaut, Antoine, succéda à Méry en 1722. Né à Couillet dans le comté de Namur, près de Charleroi (Hainaut), il se fit recevoir maître chirurgien le 24 octobre 1711. Il a été gagnant-maîtrise à l'Hôtel-Dieu, eut pour maître Jacques Petit, s'attacha plus tard à Méry, et fut un lithotomiste habile. Il est mort le 17 mars 1725 et a été inhumé à l'hôpital Saint-Louis, qui dépendait alors de l'Hôtel-Dieu.

Son portrait est à l'Hôtel-Dieu.

A Thibaut succéda Boudou, Pierre, nommé le 18 avril 1725. Il avait été reçu maître chirurgien le 6 mai 1713. Ses honoraires furent fixés à 1600 livres avec promesse d'augmentation. Après quatre ans de services il réclama l'augmentation promise : le bureau décida qu'à partir du 1er juillet 1729, il recevrait 2000 livres, outre le logement et la nourriture, sans que cela puisse tirer à conséquence pour ses successeurs. Il est mort en 1744. Son portrait est conservé à l'Hôtel-Dieu, dans le bureau du directeur. Il est représenté en tenue de service, avec le tablier blanc.

Moreau, Jean-Nicolas, succéda à Boudou en 1744. Reçu maître en chirurgie le 29 août 1733, il avait été nommé en survivance de Boudou. C'est pendant son séjour à l'Hôtel-Dieu, en 1783, qu'apparaissent les Grandjean, père et fils, comme oculistes à l'Hôtel-Dieu. Depuis 1765, ils pratiquaient l'opération de la cataracte par le procédé de Daviel. Avant eux, on appelait souvent un chirurgien étranger à l'Hôtel-Dieu. De son côté, le collège de chirurgie possédait, depuis le 10 novembre 1765, une chaire de maladies des yeux, fondée par De la Martinière, et dans laquelle parurent Deshayes-Gendron, Becquet et Arrachart. Moreau est mort le 19 avril 1786 et a été inhumé dans la chapelle de l'Hôtel-Dieu.

Son portrait est à l'Hôtel-Dieu.

Ferrand J.-B., reçu maître chirurgien le 9 juillet 1763 (*De encephalocele seu hernia cerebri*), professeur et démonstrateur royal en survivance pour les opérations au collège de chirurgie, avait été nommé premier chirurgien en survivance, le 10 janvier 1776 pour aider Moreau très âgé, le suppléer dans ses fonctions en cas de légitime empêchement, sans traitement, mais seulement nourri, chauffé, éclairé et logé dans l'Hôtel-Dieu; mais Ferrand est mort au mois de février 1785, et fut remplacé par Desault, comme chirurgien en survivance.

Desault, Pierre-Joseph, est sans contredit la plus grande figure qui, jusqu'à présent, ait paru à l'Hôtel-Dieu; il fut élu à la place de Ferrand et aux mêmes conditions que lui. Il habitait alors un bien modeste appartement, rue de la Harpe, vis-à-vis la rue du Foin, bien différent des luxueux appartements de nos chirurgiens d'aujourd'hui. La biographie de Desault est trop connue pour que nous nous y arrêtions. Nous rappellerons seulement qu'il soutint sa thèse de maître en chirurgie : *De calculo vesicæ urinariæ coque extrahendo, prævia sectione ope instrumenti Hawkynsiani emendati*, le 31 août 1776, et que ce fut la première thèse soutenue dans la nouvelle École de chirurgie, notre Faculté actuelle.

Desault, dont le portrait est conservé à l'Hôtel-Dieu, fut non seulement un chirurgien remarquable, mais il s'occupa aussi de l'hygiène hospitalière, et en 1788 il protestait hautement contre le placement de plusieurs malades dans le même lit, ce qui portait à 330 ou 340 le nombre des malades de son service. Si, dans ses rapports avec ses élèves, il n'avait pas l'aménité de nos chirurgiens actuels, il était bon, généreux, bienfaisant : il en était adoré. Il est mort le 1er juin 1795, âgé de cinquante et un ans, après quelques jours de maladie, très probablement de ce qu'on qualifierait aujourd'hui du nom de fièvre infectieuse.

Pelletan, Philippe-Jean, est le dernier chirurgien de l'Hôtel-Dieu au XVIIIe siècle. Fils d'un maître chirurgien de Paris (1), il fut nommé par concours, le 8 juin 1775, gagnant maîtrise, l'emportant de beaucoup sur ses concurrents. Le 21 octobre 1788 il soutenait sa thèse de maître en chirurgie (*De enterocele strangulata*), et, à la mort de Desault, il fut choisi pour le remplacer à l'Hôtel-Dieu. Merveilleusement doué pour l'enseignement, opérateur habile, démonstrateur précis et éloquent, Pelletan termine la série des chirurgiens de l'Hôtel-Dieu du XVe au XVIIIe siècle. Lorsque l'Ecole de santé fut créée le 14 frimaire an III (4 décembre 1794), Pelletan fut nommé à la chaire de clinique à l'hôpital de perfectionnement. Nous n'avons plus à le suivre dans son enseignement : nous n'avons qu'à renvoyer le lecteur à notre *Centenaire de la Faculté de médecine*, 1896 (2).

Il est mort à Bourg-la-Reine, le 26 novembre 1829.

Ici se termine cette monotone chronologie. Le lecteur aurait sans doute désiré voir dans les pages précédentes une appréciation sur les personnages qui ont été à la tête du service chirurgical de l'Hôtel-Dieu, sur l'hygiène des salles et sur l'enseignement. Cette dernière partie a été traitée dans mon opuscule ayant pour titre : *L'enseignement au collège de chirurgie* et incidemment dans mon ouvrage : *L'ancienne Faculté de médecine de Paris*. Alors, comme aujourd'hui, il y avait une distinction notable entre le service hospitalier et l'enseignement. Toutefois, on retrouve, dans le fonctionnement de l'ancien Hôtel-Dieu, ce qu'on pourrait appeler les germes du service actuel. Il y avait aussi à l'Hôtel-Dieu un enseignement pratique différent de celui du collège de chirurgie, qui était théorique.

Mais à côté de la chirurgie proprement dite, il y avait une chirurgie spéciale, celle des *taillés*, qui fera l'objet d'un mémoire particulier et qui aura pour titre : *La taille à l'Hôtel-Dieu de Paris*.

(1) Né à Paris le 5 mai 1747.

(2) Un vol. de texte gr. in-4° et un de fig., p. 49 et passim.

PARIS. — IMPRIMERIE F. LEVÉ, RUE CASSETTE, 17.

PARIS. — IMPRIMERIE P. LEVÉ, RUE CASSETTE, 17.

www.ingramcontent.com/pod-product-compliance
Ingram Content Group UK Ltd.
Pitfield, Milton Keynes, MK11 3LW, UK
UKHW020453220726
13923UKWH00006B/2522